CONCRÉTIONS MUQUEUSES

DE LA

PARTIE POSTÉRIEURE

DES

FOSSES NASALES

Note lue à la Société de chirurgie

PAR

LE Dr A. VÉRITÉ

Lauréat de la Faculté,
Membre de la Société d'hydrologie,
Médecin aux Eaux de la Bourboule.

PARIS

LIBRAIRIE GERMER-BAILLIÈRE ET Cie, ÉDITEURS

108, BOULEVARD SAINT-GERMAIN, 108

1881

CONCRÉTIONS MUQUEUSES

DE LA

PARTIE POSTÉRIEURE

DES

FOSSES NASALES

Note lue à la Société de chirurgie

PAR

LE Dr A. VÉRITÉ

Lauréat de la Faculté,
Membre de la Société d'hydrologie,
Médecin aux Eaux de la Bourboule.

PARIS

LIBRAIRIE GERMER-BAILLIÈRE ET Cie, ÉDITEURS

108, BOULEVARD SAINT-GERMAIN, 108

1881

TRAVAUX DU Dr A. VÉRITÉ.

1. — De la guérison des fractures du rocher (Thèse inaugurale, 1867, mention honorable).

2. — Traitement de l'eczéma et du psoriasis aux eaux arsenicales de la Bourboule (*Ann. de la Soc. d'hydrologie médicale*, t. XX).

3. — De l'eczéma anal (*Bulletin de la Société de médecine pratique*, 1875, *France médicale*, 1875, n°s 51 et 53).

4. — Psoriasis superunguéal (Compte rendu du Congrès médical de Bruxelles, 1875).

5. — De l'enveloppement par la toile de caoutchouc vulcanisé dans le traitement de l'eczéma (*Mouvement médical*, avril 1876).

6. — Cours de pathologie cutanée professé à l'École pratique de la Faculté de Paris, 1876-77. Leçon d'ouverture. A. Delahaye et Lecrosnier, édit.

7. — Des éruptions thermales. — Leur signification aux eaux de la Bourboule (*Ann. de la Soc. d'hydrologie médicale*, t. XXI).

8. — Note sur la Bourboule (*Ann. de la Soc. d'hydrologie*, t. XXIV).

CONCRÉTIONS MUQUEUSES

DE LA

PARTIE POSTÉRIEURE

DES

FOSSES NASALES

J'ai l'honneur de présenter à la Société de chirurgie des concrétions muqueuses de la partie postérieure des fosses nasales provenant de trois malades qui m'ont été adressés à la Bourboule pour des affections cutanées.

Ces concrétions ont la forme de cupules ou de godets un peu allongés de 8 à 10 millimètres de longueur sur 6 à 8 millimètres de largeur. Ces dimensions varient peu et la forme très semblable, presque identique, de ces concrétions chez différents malades, indique un même siège anatomique.

Je pense que ce sont ces coagulations que M. Duplay avait en vue dans le passage suivant de l'excellent chapitre des maladies de l'appareil olfactif (article 2, *Lésions vitales et organiques des fosses nasales*, § 1, *Lésions inflammatoires des fosses nasales*). — *Catarrhe*.

naso-pharyngien : « Certains malades rejettent de
« temps en temps des fragments de mucus sec et dur
« qui ont la forme d'un godet et représentent plus ou
« moins exactement certaines dépressions de la cavité
« naso-pharyngienne, telles que les fossettes de Rosen-
« müller, l'embouchure des trompes d'Eustache, etc. (1) »

Ces croûtes se forment dans un laps de temps qui
varie de trois à huit jours et donnent lieu par leur présence à divers phénomènes morbides parmi lesquels il
y a lieu de citer d'une façon particulière :

1° Une douleur profonde siégeant à la naissance du
nez, à la région sus-orbitaire et frontale s'irradiant
même jusqu'à la voûte du crâne.

2° Une grande gêne et une sorte de pincement à l'intérieur du nez.

Les narines sont sèches ; il n'y a pas, à vrai dire, de
catarrhe dans l'acception habituelle de ce mot, ni
ozène, ni punaisie, à peine une odeur fade de mucus.

La gêne, l'enchifrènement particulier que je viens
de signaler n'est pas le sentiment de plénitude du coryza, mais la sensation d'un corps étranger que les
malades cherchent d'eux-mêmes à rejeter.

Dans ce but, ils font de profondes inspirations nasales suivies d'expirations avec effort. Parfois ils n'ob-
tiennent aucun résultat, d'autres fois la croûte se dé-
tache en partie et flotte en faisant drapeau, d'où une
nouvelle gêne suivie de nouveaux efforts d'expulsion.

(1) Follin et Duplay.—Traité de pathologie externe, tome III,
page 794.

C'est ordinairement par la bouche que ces concrétions sont rejetées à la suite d'une toux pénible, saccadée, survenant par accès avec congestion de la face.

Tout rentre dans l'ordre après le rejet de la croûte et il ne reste qu'une grande lourdeur de tête.

Ces divers phénomènes se reproduisent avec plus ou moins d'intensité à chaque formation d'une nouvelle croûte, suivant la difficulté de son expulsion.

NATURE DE L'AFFECTION.

Les malades, trois jeunes femmes (1), qui m'ont fourni les concrétions que je mets sous vos yeux étaient atteintes d'affections cutanées, deux d'eczéma nummulaire, la troisième d'urticaire chronique pseudo-exanthématique.

L'idée d'un rapport entre ces affections de la peau et celles des fosses nasales venait immédiatement à l'esprit.

Néanmoins, il y avait lieu de se tenir en garde contre une simple coïncidence, vu le grand nombre de malades qui se rendent à la Bourboule pour des dermatoses.

Des renseignements, puisés auprès de plusieurs confrères qui n'avaient pas les mêmes causes d'erreur, sont venus corroborer mon opinion au sujet des relations qui existent entre les dermatoses que présentaient ces

(1) Depuis la rédaction de ce mémoire, j'ai observé plusieurs cas de concrétions muqueuses de la partie postérieure des fosses nasales chez des hommes.

malades et l'affection des fosses nasales qui nous occupe.

Les médecins qui admettent une « *disposition eczémateuse* » pourront dénommer l'affection dont je vous présente les produits : coryza eczémateux. Je crois qu'il est préférable de réserver le nom d'eczéma aux éruptions vésiculeuses ; or, rien ne prouve que la muqueuse nasale ait été en un point le siège d'un petit placard vésiculeux qui aurait précédé la formation de ces croûtes.

Les affections cutanées de mes malades, *eczéma nummulaire*, *urticaire pseudo-exanthématique*, ont été rangées, à juste titre, par mon regretté maître Bazin, parmi les arthritides.

D'autre part, la lecture attentive de certaines observations publiées par divers auteurs sous le nom de rhinite spasmodique ne laissent aucun doute sur leur similitude avec les faits que je viens de signaler, et tous ces auteurs indiquent l'arthritis comme cause générale de l'affection qu'ils décrivent.

Je ne dois pas omettre de dire que les malades qui ont rejeté ces concrétions muqueuses éprouvaient souvent à la gorge la sensation d'âcreté et de sécheresse douloureuse qui a été considérée comme spéciale à l'angine arthritique.

J'estime donc que le nom de *Coryza arthritique* conviendrait à l'affection dont je présente les produits.

Traitement. — On doit chercher premièrement à provoquer et à faciliter le rejet de ces croûtes ; deuxièmement à en empêcher la nouvelle formation, ou au moins le durcissement, car les croûtes un peu consistantes font de petites éraillures à la pituitaire et amènent, lors du rejet de la concrétion, des filaments sanguinolents, cause d'effroi pour les malades.

Des irrigations d'eau tiède légèrement salée seront faites quotidiennement suivant le procédé de Weber.

A l'embout de forme olivaire que les malades introduisent difficilement, comme il convient, dans une direction horizontale, je préfère une boule de verre ovalaire qui sert d'embout et obture complètement la narine rien qu'en la plaçant à son ouverture.

On obtient ainsi l'occlusion de la narine et le passage du liquide injecté d'une narine à l'autre sans l'introduction d'aucun instrument. Je conseille d'ouvrir la bouche de respirer librement et de pencher la tête du côté où s'écoule le liquide de la douche naso-pharyngienne.

L'eau entraîne avec elle la concrétion muqueuse.

Pour la disposition générale qui paraît tenir sous sa dépendance l'affection des fosses nasales qui nous occupe, des bains alcalins et l'arséniate de soude à l'intérieur sont indiqués.

Si des manifestations cutanées coexistent avec l'affection nasale une cure thermale à la Bourboule pourra être conseillée avec utilité.

SOCIÉTÉ DE CHIRURGIE

Séance du 27 avril 1881. — Présidence de M. DE SAINT-GERMAIN.

CONCRÉTIONS MUQUEUSES DES FOSSES NASALES. — M. le Professeur DUPLAY fait un rapport sur une communication de M. Vérité, relative à la présence des concrétions muqueuses dans les fosses nasales de plusieurs malades traités à la Bourboule pour les affections cutanées. Il s'agit de mucus concrété et de produits épithéliaux dont la présence dans les fosses nasales donne lieu à une sensation pénible et à des efforts d'inspiration et d'expiration, à la suite desquels ces produits sont expulsés par la bouche. C'est là, pour M. Vérité comme pour M. le rapporteur, qui accepte son interprétation, une rhinite ou un coryza arthritique.

LA BOURBOULE

STATION THERMALE SITUÉE DANS LA VALLÉE DE LA DORDOGNE
A 6 KILOMÈTRES DE L'ÉTABLISSEMENT THERMAL
DU MONT-DORE.

Département du Puy-de-Dôme. — Ligne de Clermont-Ferrant à Tulle
(gare de Laqueuille).

Les eaux de la Bourboule sont très chaudes, 60 degrés centigrades ou 140 degrés Fahrenheit.

La caractéristique des eaux de la Bourboule est leur composition unique et la grande quantité d'arsenic qu'elles contiennent.

Un litre d'eau de la Bourboule contient d'après les analyses officielles de MM. Lefort et Bouis 0 gr. 028 (vingt-huit milligrammes) d'arséniate de soude par litre.

Autrement dit, un litre d'eau de la Bourboule équivaut en arsenic à dix-sept gouttes de liqueur de Fowler.

Ces eaux contiennent aussi une notable proportion de chlorure de sodium.

Altitude — 848 mètres au-dessus du niveau de la mer.

INDICATIONS

Maladies chroniques de la peau, spécialement l'Eczéma et le Psoriasis.

Affections herpétiques. — Quel que soit leur siège.

Scrofule. — Écrouelles ; adénopathies bronchiques ;
tumeurs blanches ; abcès froids ; trajets fistuleux.

Phthisie pulmonaire. — Surtout chez les jeunes
gens lymphatiques et chez les adultes arthri-
tiques.

Impaludisme. — Malaria, fièvre des pays chauds.

Albuminurie. — *Diabète.*

Anémies.

CONTRE-INDICATIONS

Congestions actives du foie.

Affections des reins.

Maladies du cœur.

EXTRAIT DU RAPPORT DE M. POGGIALE
SUR LES EAUX MINÉRALES DE LA BOURBOULE

A L'ACADÉMIE DE MÉDECINE.

Séance du 28 *mai* 1878.

ANALYSE ÉLÉMENTAIRE DE LA SOURCE
PERRIÈRE-CHOUSSY DE LA BOURBOULE (PUY-DE-DOME).

MM. J. LEFORT ÉT BOUIS.

	gr.
Résidu par litre......................	4,938
Arsenic métallique..............	0,00705
Acide carbonique libre et combiné.......	1,7654
— chlorhydrique....................	1,8517
— sulfurique......................	0,1175
— arsénique.....................	0,01081
— silicique.....................	0,1200
Soude.............	2,4121
Potasse..............................	0,1025
Lithine	indiquée
Chaux..	0,0739
Magnésie........	0,0135
Alumine........	indices
Péroxyde de fer...........	0,0021
Oxyde de manganèse..................	traces
Matière organique..................	indices
	6,46951

EXTRAIT DU RAPPORT DE M. POGGIALE
SUR LES EAUX MINÉRALES DE LA BOURBOULE

A L'ACADÉMIE DE MÉDECINE.
Séance du 28 mai 1878.

COMPOSITION HYPOTHÉTIQUE DE LA SOURCE
PERRIÈRE-CHOUSSY DE LA BOURBOULE (PUY-DE-DÔME).

MM. J. LEFORT ET BOUIS.

Température.	à la surface de l'eau.. ..	56°,5
	au fond du puits........	60°,1

	gr.
Arsenic métallique...................	0,00705
ou acide arsénique.....	0,01081
ou arséniate de soude du Codex..	0,02847
Acide carbonique libre.....	0,0518
Chlorure de sodium........	2,8406
— de potassium	0,1623
— de lithium......	indiqué
— de magnésium...............	0,0320
Bicarbonate de soude................	2,8920
— de chaux.................	0,1905
— de magnésie..............	»
— de protoxyde de fer.........	»
Sulfate de soude....................	0,2004
Peroxyde de fer....................	0,0021
Oxyde de manganèse................	indices
Acide silicique........	0,1200
Alumine.............................	indices
Matière organique...................	indices
	6,4997

Paris. — Typ. A. PARENT, A. DAVY, s::cc^r, rue Monsieur-le-Prince, 31